Soubeiran

MÉMOIRE

SUR LA FABRICATION

DES EAUX ACIDULES GAZEUSES,

PAR E. SOUBEIRAN,

CHEF DE LA PHARMACIE CENTRALE DES HÔPITAUX CIVILS.

La fabrication des eaux minérales gazeuses artificielles a acquis dans ces derniers temps une grande extension. Les bons effets que beaucoup de personnes ont éprouvés de leur usage habituel en a singulièrement augmenté la consommation. Pendant quelque temps même les établissemens existans à Paris n'ont pu suffire aux demandes qui leur étaient faites, et des fabriques étrangères à la ville ont pu y envoyer leurs produits. Cet état de choses a fait créer plusieurs nouveaux établissemens dans la capitale, et les nouveaux entrans dans la carrière, s'ils ont pu profiter des appareils de leurs devanciers, n'ont pu puiser que dans leur propre expérience les indications pratiques nécessaires au succès durable de leur entreprise. Les fabricans d'eaux minérales tiennent leurs ateliers fermés, et force est à celui qui veut mettre leurs procédés à exécution de se faire par lui-même une expérience dont il ne trouve nulle part les élémens.

Peu de temps après que le conseil d'administration des hôpitaux m'eut confié la direction de la pharmacie centrale, mon attention fut appelée plus spécialement sur la fabrication des eaux minérales gazeuzes, par les observations de quelques médecins qui se plaignaient, avec juste raison, que les eaux gazeuses qui leur étaient fournies par la pharmacie centrale étaient moins chargées d'acide carbonique, et par suite moins efficaces que celles què l'on trouvait dans le commerce. Je me suis empressé de répondre à l'appel qui m'était fait, et, après de nombreux essais plus ou moins satisfaisans, je suis parvenu à rendre la fabrication des eaux minérales, dans l'établissement qui m'est confié, en état de rivaliser avec les meilleures fabriques de Paris. Sans doute quelques-uns des résultats que je vais faire connaître ont pu être observés déjà par quelques-unes des personnes qui s'occupent spécialement de cette fabrication; mais, comme elles les ont tenus secrets, je suis en droit de considérer comme m'étant propres une des observations que j'ai recueillies sans leurs concours, et qui, jusques ici n'avaient pas fait partie du domaine de la science. Le travail que je publie aujourd'hui fera mieux connaître un genre de fabrication qui n'avait pas été suivi dans ses détails. Il évitera à d'autres un apprentissage long et dispendieux, et il contribuera à répandre dans toutes les villes qui possèdent un pharmacien intelligent un genre d'industrie dont l'utilité est généralement appréciée.

Les appareils qui ont été appliqués à la fabrication des eaux minérales gazeuses ont peu varié, et les principes sur lesquels ils sont fondés reposent sur la solubilité propre du gaz acide carbonique et sur l'augmentation qu'elle peut éprouver par un abaissement de température ou par les effets d'une forte compression.

L'appareil destiné à saturer l'eau d'acide carbonique sous la pression ordinaire a pu donner des résultats utiles; mais il est loin de pouvoir satisfaire aux besoins actuels. Malgré l'augmentation dans la proportion de gaz que peut amener le refroidissement de l'eau, le produit ne saurait être comparé à ces eaux mousseuses et sursaturées auxquelles les consommateurs ont été accoutumés.

L'emploi des appareils de compression est une nécessité de la fabrication actuelle, à laquelle on ne peut espérer de se soustraire. Trois systèmes différens ont été mis en usage : dans l'un, l'appareil est parfaitement clos et la compression se trouve exercée par le gaz lui-même. Il s'agit seulement de déterminer par l'expérience la quantité de carbonate de chaux qui doit être décomposée pour remplir l'appareil d'une atmosphère d'acide carbonique sous une pression suffisante. C'est en apparence un système fort simple; cependant, dans l'application on rencontre des difficultés qu'il est presque impossible de surmonter; aussi cet appareil est-il généralement abandonné aujourd'hui. La compression du gaz carbonique au moyen d'une pompe foulante est la méthode généralement adoptée. Elle a donné lieu à deux modifications principales qui sont employées toutes deux sans que l'expérience ait fait connaître si l'une des deux présentait quelqu'avantage. Les deux établissemens les plus renommés de Paris se servent chacun de l'un de ces deux systèmes, et les produits qu'ils livrent au commerce sont également appréciés par les consommateurs. Dans un premier système, le récipient dans lequel l'eau se charge d'acide carbonique est d'une assez vaste capacité, et quand la saturation a été effectuée on retire toute l'eau gazeuse qui y est contenue, pour recommencer ensuite une nouvelle opération. Dans le second système, qu'on pourrait nommer à fabrication continue, le récipient qui reçoit l'eau et le gaz est d'une petite dimension; mais, du moment qu'une certaine quantité d'eau gazeuse y a été préparée, la fabrication n'est plus interrompue. A mesure que l'ouvrier retire le produit fabriqué, la pompe refoule dans l'appareil une nouvelle quantité d'eau et de gaz pour remplacer celle qui est sortie. La théorie est très-favorable à ce dernier système. On voit de suite que la fabrication doit y être régulière; tandis que, dans le système de fabrication interrompue, le vide qui se fait graduellement dans le récipient doit avoir pour effet de diminuer de plus en plus la pression à la surface de liquide, et de laisser par conséquent l'eau déjà faite abandonner une grande partie du gaz dont elle avait été chargée. Alors la quantité de gaz va en diminuant de plus en plus à mesure qu'on approche davantage de la fin de l'opération. Cette théorie est vraie dans sa généralité ; mais nous verrons, à mesure que nous avancerons dans l'étude de cette fabrication, que des circonstances accessoires modifient assez les phénomènes pour changer en grande partie les résultats qu'une théorie trop générale aurait fait supposer.

En suivant avec attention la fabrication des eaux minérales, je m'aperçus bientôt que la mauvaise qualité des produits, à la pharmacie centrale des hôpitaux, dépendait en grande partie du système de robinet que l'on avait adopté. C'était le robinet ordinaire se prolongeant en une longue tige de cuivre qui pénétrait jusques au fond de la bouteille et qui était armée à sa partie supérieure d'un bouchon garni de buffle, destiné à fermer exactement l'ouverture de la bouteille, en même temps qu'une petite soupape se soulevait pour livrer passage à l'air et au gaz qui ne pouvait être retenu. Je m'assurai bientôt que la longueur de la tige était un obstacle à la réussite. Du moment que l'eau chargée de gaz est soustraite à une forte pression, elle en laisse dégager des bulles nombreuses ; celles-ci, venant à traverser le liquide déjà introduit dans la bouteille, le tiennent dans un état continuel d'agitation qui occasione la perte d'une forte proportion d'acide carbonique. En outre, le temps nécessaire pour retirer cette longue tige de la bouteille est assez long, pour qu'il y ait encore une forte déperdition de gaz. Il ne faut pas perdre de vue que le succès dépend surtout de la rapidité avec laquelle la bouteille est bouchée. Tout ce qui a pour effet de ralentir cette partie de la manipulation est préjudiciable. Tout ce qui fait gagner du temps contribue à la bonne qualité des produits.

L'obstacle auquel je m'étais soustrait n'était pas encore suffisamment levé, et je ne tardai pas à remplacer le bouchon conique par le robinet de Bramah à douille très-courte, qui a été décrit par M. Hoyau dans le *Bulletin de la Société d'encouragement*. Le système que j'ai employé est cependant beaucoup plus simple : c'est un robinet ordinaire ayant une douille peu allongée. Cette douille traverse une espèce de capsule renversée, à fond plat, dont les bords descendent presque au même niveau que l'orifice du robinet. L'espace laissé entre la douille et les parois de la capsule est rempli de rondelles de caoutchouc superposées. L'opérateur tient le col de la bouteille avec la main gauche, et avec le genou il presse l'orifice contre les rondelles de caoutchouc. Il cède avec intelligence pour livrer passage à l'air et à la portion d'acide carbonique qui ne pourrait être retenue sans former à l'intérieur une atmosphère trop puissante qui briserait le verre. Dès que la bouteille est remplie, comme l'orifice du robinet dépasse à peine les rondelles, il ne faut en quelque sorte que tirer la bouteille un peu sur le côté pour y placer le bouchon. Après quelque temps, j'eus bientôt formé un ouvrier à ce travail, et de ce moment la fabrication fut singulièrement améliorée. Il ne faut pas se dissimuler cependant que c'est là une manipulation difficile. Si l'opérateur ne laisse pas assez d'issue au gaz, l'écoulement du liquide s'arrête et il peut arriver que le verre soit lancé en éclats; s'il laisse le passage trop facile, l'eau laisse échapper presque tout le gaz dont elle était chargée. Je dois signaler ici une autre précaution qui contribue singulièrement au succès. Au moment où la bouteille est remplie, il faut la presser fortement contre le caoutchouc pour intercepter tout passage au gaz, en même temps que l'on ferme le robinet; puis, saisissant le bou chon par son bout le plus gros, entre l'index et le medius de la main droite, on appuie le pouce sur le bord de la bouteille pour servir de régulateur; on abaisse le bouchon sur l'orifice et on le fait entrer par un léger mouvement de rotation; on l'enfonce avec la main autant qu'il est possible de le faire, et on achève de le faire entrer au moyen d'une tapette en bois.

En examinant les produits de la fabrication, j'ai reconnu facilement que la pratique confirmait l'inégalité comparative que la théorie avait fait prévoir. Cependant, avant d'engager le conseil d'administration des hopitaux à faire les frais d'établissement d'un appareil à fabrication continue, j'ai voulu étudier avec soin celui dont je pouvais disposer, dans l'espérance qu'une connaissance plus approfondie des phénomènes pourrait me permettre d'améliorer un système qui, au premier abord, semblait devoir être rejeté. Je savais d'ailleurs que, dans l'un des établissemens renommés de la capitale, on se servait d'un appareil semblable. Les recherches que je vais consigner ici serviront à éclairer un genre de fabrication qui jusqu'à présent n'avait pas été soumis à un examen attentif. Elles auront pour résultat positif de rendre la fabrication des eaux minérales plus facile qu'elle ne l'avait été jusqu'à présent. Elles m'ont donné le moyen de fournir aux besoins des malades dans les hopitaux un médicament qui, jusqu'alors défectueux, est arrivé à un état de perfection qui lui permet de rivaliser avec les meilleurs produits du commerce. Je dois dire que dans la nombreuse série d'expériences qui a été nécessaire pour achever ce travail, j'ai été secondé par M. Mialhe, élève à la pharmacie centrale, avec un zèle, une adresse et une intelligence dont je me plais à lui témoigner toute mon obligation.

Le tonneau dont je me suis servi contenait 115 litres. J'y ai fait adapter le robinet de Bramah modifié, et je l'ai armé d'un manomètre fixé à sa partie la plus élevée.

Toutes les expériences ont été faites avec de l'eau non aérée, à une température qui variait entre 10 et 12 degrés. Après avoir rempli entièrement le tonneau, j'ai fait pomper avec lenteur de l'acide carbonique en même temps que j'ai laissé le robinet entr'ouvert jusqu'à ce qu'il se fût écoulé 5 litres de liquide. Alors j'ai continué à introduire du gaz carbonique, jusqu'à ce qu'il égalât quatre fois la capacité de l'appareil ou 460 litres. On agitait continuellement avec le moussoir pour rendre sa dissolution plus facile. L'eau a été mise en bouteille le plus promptement possible et sans agiter le liquide du tonneau, et pendant toute l'opération, j'ai consulté le manomètre pour apprécier les changemens qui survenaient dans l'atmosphère intérieure. Les résultats de cette expérience sont consignés dans le tableau suivant : la première colonne indique la quantité d'eau retirée du tonneau ; la seconde rapporte la pression qui existait à la surface après cette extraction, et dans la troisième se trouve consignée la pression que l'on aurait dû trouver, en calculant l'extension que devait prendre le gaz, par la seule augmentation de l'espace dans la partie supérieure du tonneau de fabrication.

QUANTITÉ de liquide tiré.	PRESSION superficielle.	PRESSION calculée.	QUANTITÉ de liquide tiré.	PRESSION superficielle.	PRESSION calculée.
litre.	atmosph.	atmosph.	litre.	atmosph.	atmosph.
0	4,5454		32,4	1,769	
0,6	4,07	4,058	33	1,754	
1,2	3,700	3,664	33,6	1,754	
1,8	3,333	3,341	34,2	1,734	
2,4	3,076	3,071	34,8	1,734	
3	2,8571	2,841	35,4	1,724	
3,6	2,7027	2,641	36	1,709	0,553
4,2	2,5641	2,470	36,6	1,709	
4,8	2,408	2,319	37,2	1,709	
5,4	2,342	2,185	37,8	1,694	
6	2,273	2,066	38,4	1,694	
6,6	2,19	1,960	39	1,680	
7,2	2,15	1,862	39,6	1,680	
7,8	2,105	1,775	40,2	1,666	
8,4	2,087	1,695	40,8	1,666	
9	2,062	1,623	41,4	1,652	
9,6			42	1,652	0,483
10,2	2,0408	1,495	42,6	1,637	
10,8	2,0302	1,437	43,2	1,637	
11,4	2	1,385	43,8	1,626	
12	2	1,336	44,4	1,626	
12,6	2		45	1,612	
13,2	1,98		45,6	1,612	
13,8	2		46,2	1,6	
14,4	2		46,8	1,590	
15	1,98		47,4	1,590	
15,6	1,96		48	1,590	0,428
16,2	1,96		48,6	1,590	
16,8	1,951		49,2	1,574	
17,4	1,951		49,8	1,562	
18	1,951	0,988	50,4	1,562	
18,6	1,923		51	1,562	
19.2	1,923		51,6	1,550	
19,8	1,904		52,2	1,538	
20,4	1,904		52,8	1,534	
21	1,904		53,4	1,534	
21,6	1,904		54	1,515	0,385
22,2	1,904		54,6	1,515	
22,8	1,889		55,2	1,504	
23,4	1,889		55,8	1,504	
24	1,869	07,10	56,4	1,492	
24,6	1,869		57	1,492	
25,2	1,869		57,6	1,482	
25,8	1,851		58,2	1,481	
26,4	1,851		58,8	1,481	
27	1,851		59,4	1,470	
27,6	1,851		60	1,470	0,339
28,2	1,835		66	1,418	
28,8	1,818		72	1,351	
29,4	1,818		78	1,315	
30	1,801	0,649	84	1,251	
30,6	1,801		90		
31,2	1,785		96	1,204	
31,8	1,785		102	1,163	

En observant les résultats qui viennent d'être consignés, on reconnaît que la pression diminue d'une manière lente et graduée à mesure que le tonneau se vide; mais on s'aperçoit aussi que l'extension prise par l'atmosphère gazeuse n'est pas la seule cause de cette diminution ; elle entraînerait une décroissance infiniment plus rapide. Mais en même temps que le gaz se dilate pour remplir le nouvel espace qui s'est formé, l'eau abandonne une portion d'acide carbonique qui compense en partie le premier effet. De ces deux effets contraires résulte un décroissement de la pression lent et régulier qui se continue jusqu'à la fin de l'opération. Les résultats de l'expérience et ceux du calcul marchent assez d'accord dans le commencement de l'opération; mais, à mesure qu'elle avance, les écarts deviennent toujours plus considérables.

L'observation attentive des mouvemens du manomètre aurait suffi pour signaler le phénomène mixte qui nous occupe. Chaque fois que l'on remplit une bouteille, le manomètre descend, puis on le voit sensiblement remonter pendant l'intervalle nécessaire pour boucher la bouteille et en présenter une nouvelle au robinet. Ceci nous explique comment, en opposition avec la théorie, la même pression superficielle se maintient pendant le tirage de plusieurs bouteilles : c'est que la moyenne résultant de la dilatation de l'atmosphère du tonneau et du dégagement de gaz qui est cédé par l'eau, ne devient sensible sur l'échelle du manomètre qu'après que plusieurs opérations successives ont eu lieu.

Je rapporte un second tableau qui représente la marche d'une autre expérience, et qui donne des résultats tout-à-fait comparables.

QUANTITÉ de liquide retirée.	PRESSION à la surface.	PRESSION calculée.	QUANTITÉ de liquide retirée.	PRESSION à la surface.	PRESSION calculée.
litres.	atmosph.	atmosph.	litres.	atmosph.	atmosph.
0	5		17,4	2,222	
0,6	4,5454	4.462	18,6	2,19	
1,8	3,7222	3,68	20,4	2,173	
2,4	3,333	3,37	21,6	2,138	
3	3,262	3,125	23,4	2.105	
3,6	3,2258	2,90	24	2,0870	1,862
4,2	2,89	2,717	25,2	2,062	
4,8	2,77	2,551	27,6	2,040	
5,4	2,70	2,403	28,2	2	
6	2,59	2,272	31,8	1,98	0,767
6,6	2,469	2,155	37,2	1,94	
7,2	2,439	2,049	39	1,9	
7,8	2,408	1,954	43,2		
8,4	2,408	1,865	55,2	1,666	0,415
9	2,3255	1,785	59,6		
10,2	2,273	1,644	60	1,585	0,384
11,4	2,408	1,524	67,8	1,466	
12	2,3255	1,47	75	1,428	
12,6	2,3		90	1.26	
13,2	2,273		102	1,18	
14,4	2,273		110	1,111	

Je ne multiplierai pas davantage les détails d'une expérience qui s'est montrée constamment la même chaque fois que je l'ai répétée. Je me contenterai d'une observation pratique utile aux fabricans : c'est que la pression superficielle s'accroît davantage quand l'opération est faite avec plus de lenteur; or, comme cet accroissement résulte de la déperdition d'acide carbonique qui est faite par l'eau, il est nécessaire de conclure que la dextérité de la personne qui est chargée de mettre en bouteille, est une condition qui améliore la fabrication. Un coup-d'œil sur le tableau suivant mettra cette vérité hors de doute. Je l'ai vue se représenter chaque fois que quelque circonstance a obligé d'employer plus de temps à mettre l'eau gazeuse en bouteilles :

PRESSION à la surface.	LIQUIDE retiré.	PRESSION nouvelle.	PRESSION après deux heures de repos.
	litres.		
»	10	3,84	5
5	10	3,225	4,44
4,44	10	3,176	4
4	10	3,076	3,722
3,722	10	2,9	3,22
3,22	10	2,66	2,81
2,81	10	2,44	2,56
2,56	10	2,22	2,34
2,34	10	2,08	2,174
2,174	10	1,92	1,98
1,98	10	1,904	

Une autre conséquence de l'expérience, c'est que l'eau abandonne plus de gaz à mesure que la pression de la surface diminue davantage. Cette circonstance pouvait expliquer ce qu'avait d'utile une méthode employée dans quelques fabriques, et qui consiste à introduire de temps en temps dans le tonneau une nouvelle quantité de gaz acide carbonique et même d'air atmosphérique. En conséquence, j'ai fait successivement deux essais. Dans l'un, à mesure que l'eau était retirée, je faisais pomper du gaz carbonique à la surface, de manière à entretenir une pression de 5 atmosphères à la surface du liquide, pendant tout le cours de l'opération. Dans un autre, c'était de l'air atmosphérique qui était introduit, et la pression intérieure était également maintenue à 5 atmosphères; mais les résultats, dans l'une et l'autre expérience, furent de nature à me dégoûter d'y avoir de nouveau recours. Le liquide fut constamment projeté avec force; l'opérateur, malgré son habileté, eut beaucoup de peine à mettre en bouteille, et l'opération n'était pas arrivée à moitié, que l'eau se montrait déjà dépouillée de presque tout son gaz : c'est que la proportion de celui-ci, qui avait pu rester fixée par une forte pression superficielle, ne pouvait compenser la perte énorme qui résultait de l'agitation violente du liquide au moment où il était lancé dans la bouteille sous une pression de 5 atmosphères. Un fait digne de remarque, c'est que, malgré la mauvaise qualité des produits, le gaz contenu dans les bouteilles suffit à faire sauter les bouchons jusqu'à la fin de l'expérience, et cependant quand on venait à examiner le liquide on n'y trouvait qu'une petite quantité d'acide carbonique. L'opérateur, par sa dextérité, avait pu enfermer une portion de gaz dans le col de la bouteille, et il s'y était accumulé en une atmosphère assez comprimée pour faire sauter le bouchon; mais il n'y avait aucune coïncidence entre le volume du gaz retenu dans l'eau et celui de son atmosphère supérieure.

Quand on introduit le gaz carbonique dans le tonneau de fabrication, il s'accumule à la surface de l'eau, et il se dissout ensuite facilement à l'aide d'un moussoir à manivelle qui établit le contact entre le gaz et le liquide. C'est une bonne pratique, et qui rend le jeu des pompes moins pénible, de tenir le moussoir continuellement en mouvement pendant que la pompe introduit le gaz dans le récipient. Il est facile d'y parvenir en faisant tourner le moussoir par le même moteur qui fait jouer le piston de la pompe.

L'utilité de l'agitation, dans cette circonstance, y a fait recourir également dans le courant de l'opération, dans l'intention de reprendre à l'atmosphère gazeuse l'acide carbonique dont nous avons vu l'eau se dépouiller peu à peu; les ouvriers ayant observé que quelques coups de moussoir rendaient l'eau plus gazeuse. L'expérience n'est pas venue confirmer la réalité de cette observation; ou pour mieux dire elle m'a appris que, si elle était vraie en apparence, elle exigeait une explication différente.

Dans une première expérience, on opéra avec 4 volumes de gaz carbonique, et, après avoir retiré 18 litres d'eau gazeuse, on commença à étudier les effets de l'agitation. Le tableau suivant donne les résultats de cette expérience.

Expérience avec 10 litres de vide à la surface et 4 vol. d'acide carbonique.

EAU retirée.	PRESSION à la surface.	PRESSION après l'agitation.	EAU retirée.	PRESSION à la surface.	PRESSION après l'agitation.
litres.			litres.		
18	2,857	4,44	66	2,34	2,44
24	2,70	3,92	72	2,27	2,32
30	2,70	3,45	78	2,15	2,19
36	2,816	3,22	82	2,05	2,08
42	2,89	3,03	90	1,96	1,98
48	2,70	2,85	96	1,87	1,88
54	2,77	2,9	102	1,12	
60	2,44	2,48			

Il résulte que l'agitation du liquide a eu constamment pour effet d'augmenter la pression à la surface et de faire perdre à l'eau une portion du gaz qu'elle contenait en dissolution. Cette perte a été plus forte dans le commencement de l'expérience, lorsque l'eau était encore chargée d'un grand excès d'acide.

Une nouvelle expérience a été faite. On a laissé 5 litres de vide à la surface et on a introduit dans l'appareil 5 volumes d'acide carbonique; puis l'eau a été retirée par parties : après chaque écoulement d'eau le manomètre a été consulté; on a agité vivement pour mettre la liqueur en contact avec l'atmosphère supérieure, et l'on a examiné de nouveau la hauteur de la colonne de mercure. Les résultats ont été tout-à-fait comparables à ceux de l'expérience précédente. En voici les détails.

EAU retirée.	PRESSION superficielle.	PRESSION après l'agitation.	EAU retirée.	PRESSION superficielle.	PRESSION après l'agitation.
litres.			litres.		
0	7,407		48	3,57	3,77
6	4,25	5,71	54	3,39	3,57
12	4,44	5,55	60	3,26	3,39
18	4,54	5,12	66	3,07	3,22
24	4,16	4,87	72	2,94	3,03
30	4,09	4,54	78	2,81	2,86
36	3,84	4 25	84	2,66	2,70
42	3,72	4	90	2,53	2,56

Enfin, j'ai voulu connaître l'influence combinée de l'agitation et de l'introduction d'une nouvelle quantité d'acide carbonique.

L'opération a été faite en laissant 5 litres de gaz à la surface et en introduisant 5 volumes d'acide carbonique. On retira successivement une portion du liquide, on ajouta du gaz carbonique et après avoir observé la pression de la surface on agita vivement, et l'on observa de nouveau le manomètre; on obtint les résutats ci-après :

EAU retirée à chaque fois.	VOLUME de l'atmosphère de la surface.	PRESSION après l'addition du gaz carbonique.	PRESSION après l'agitation.
litres.	litres.		
15	20	5	4,65
12	32	5	4,87
12	44	6,06	5,40
24	68	4,80	4,87
12	80	5	5,1
12	92	4,25	4,34

On voit que si l'agitation en présence d'une atmosphère d'acide carbonique a fait gagner quelque chose à l'eau au commencement de l'expérience, celle-ci n'a cependant acquis que fort peu de gaz, et qu'après qu'une partie du liquide a été tirée l'agitation a plutôt été désavantageuse. Or, c'est à cette époque que les fabricans conseillent d'ajouter de nouveau gaz, parce que c'est alors que l'eau commence à faiblir. On s'explique d'ailleurs facilement les faibles différences qu'offrent les observations, par la difficulté d'établir une agitation aussi parfaite, ou pour mieux dire un contact aussi intime entre l'eau et le gaz quand il existe déjà un grand vide à la partie supérieure du tonneau.

Quant à l'observation pratique que l'agitation et l'addition de nouveau gaz ont pu améliorer le produit, c'est une fausse interprétation d'un résultat tout contraire. S'il est un fait incontestable pour moi, c'est que l'eau, quand elle vient à être mise dans les bouteilles, perd d'autant plus de gaz qu'elle est plus agitée. Une augmentation de pression à la surface a pour effet immanquable de rendre le jet du liquide plus rapide et plus tumultueux. C'est précisément la circonstance que l'on fait naître quand on agite le liquide dans le tonneau ou que l'on introduit de nouveau gaz. Les ouvriers voyant une plus grande quantité de gaz se montrer dans les bouteilles, éprouvant d'ailleurs plus de difficultés à s'opposer à son dégagement, en ont conclu que l'eau était devenue plus gazeuse, quand, dans le fait, ils l'avaient mise dans des circonstances telles qu'elle devait perdre une plus forte proportion du gaz qu'elle contenait.

Je me crois en droit de conclure des observations que je viens de rapporter, que, pour fabriquer avantageusement avec le système d'appareil à fabrication interrompue, il faut charger l'eau de la quantité d'acide carbonique convenable et le mettre en bouteille avec le plus de rapidité possible, sans avoir recours à l'agitation et sans chercher à ajouter de nouveau gaz dans le cours de l'opération.

L'appareil à fabrication interrompue entraîne avec lui

un défaut qui tient au principe même de sa construction : c'est la déperdition de gaz que l'eau éprouve dans le tonneau même, à mesure que la surface vide augmente de capacité. Nous avons donné quelques moyens de diminuer cette perte autant que possible. Peut-être pourrait-on perfectionner encore, en augmentant la quantité de gaz de manière à ce que l'eau restât suffisamment chargée encore à la fin de l'opération. Je fus bientôt convaincu que l'on pourrait fabriquer des eaux suffisamment gazeuses avec une moindre quantité d'acide carbonique, si l'on pouvait perfectionner le procédé *d'embouteillage.* Dans la méthode adoptée, l'eau est lancée avec violence, et il faut laisser la bouteille ouverte pendant qu'elle se remplit, deux circonstances qui ont pour effet de lui faire perdre une grande partie du gaz qu'elle contient. Après quelques réflexions, j'arrivai à faire construire un robinet qui remédiait à ces deux grands inconvéniens. J'ai basé sa construction sur ce principe, que lorsqu'un liquide s'écoule par un orifice soumis à une pression égale à celle qui pèse sur la surface du liquide, quelle que soit d'ailleurs cette pression, l'écoulement du liquide est déterminé seulement par son propre poids. Cette condition se trouva remplie, en établissant une communication entre l'intérieur de la bouteille et l'atmosphère supérieure du tonneau; alors il y eut équilibre de tension des deux côtés, et l'eau gazeuse s'écoula lentement, sans éprouver d'autre agitation que celle qui était occasionée par sa propre chute, à travers un petit orifice, et sous la seule pression de la hauteur de sa colonne.

Le robinet que j'ai fait construire est terminé comme le robinet de Bramah; mais il a deux conduits intérieurs, l'un qui est destiné à l'écoulement du liquide, l'autre qui établit la communication entre l'intérieur de la bouteille et l'atmosphère du tonneau. L'expérience nous a prouvé que la pression, à l'aide du genou, du bord de la bouteille contre les disques de caoutchouc, était suffisante pour intercepter toute communication avec le dehors.

Voici la description du robinet :

AA est le corps du robinet qui s'adapte sur le tonneau par le pas de vis S.

BB est un conduit en argent qui traverse le robinet dans toute sa longueur, et qui est destiné à conduire l'eau.

CC est un second conduit en cuivre qui enveloppe B dans une partie de sa longueur, puis se coude et va s'ouvrir en F. Il est destiné à établir la communication entre la bouteille et l'atmosphère du tonneau.

DD est la clef du robinet. Elle est percée de deux ouvertures; l'une doublée en argent *b* correspond au conduit B; l'autre *c* correspond au canal C. Il en résulte qu'en tournant la clef du robinet, on ouvre ou l'on ferme en même temps les deux canaux B et C.

F est un tuyau en plomb qui s'adapte sur le robinet par une de ses extrémités, et dont l'autre va s'ouvrir à la partie supérieure du tonneau.

G est un anneau en cuivre vissé qui retient les rondelles de caoutchouc.

Je rapporte une expérience faite avec ce robinet. On avait laissé 5 litres d'eau dans le tonneau, et on avait introduit 455 volumes d'acide carbonique.

EAU retirée.	PRESSION.	EAU retirée.	PRESSION.	EAU retirée.	PRESSION.	EAU retirée.	PRESSION.
litres.		litres.		litres.		litres.	
0	5	28,2	2,173	56,4	1,95	84	1,78
0,6	3,076	28,8	2,173	57	1,95	84,6	1,78
1,2	2,941	29,4	2,15	57,6	1,95	85,2	1,78
1,8	2,816	30	2,062	58,2	1,95	85,8	1,78
2,4	2,736	30,6	2,062	58,8	1,95	86,4	1,77
3	2,702	31,2	2,062	59,4	1,923	87	1,77
3,6	2,666	31,8	2,062	60	1,923	87,6	1,75
4,2	2,59	32,4	2,062	60,6	1.923	88.2	1,75
4,8	2,564	33	2,062	61,2	1,923	88,8	1,75
5,4	2,53	33,6	2,062	61,8	1,904	89	1,73
6	2,50	34,2	2,062	62,4	1,904	89,6	1,73
6,6	2,469	35,4	2,062	63	1,904	90,2	1,72
7,2	2,439	36	2,04	63,6	1,904	90,8	1,72
7,8	2,405	36,6	2,04	64,2	1,88	91,4	1,72
8,4	2,38	37,2	2,04	64,8	1,88	92	1,70
9	2,342	37,8	2,04	65,4	1,88	92,6	1,70
9,6	2,342	38,4	2,04	66	1,88	93,2	1,70
10,2	2,342	39	2,04	66,6	1,88	93,8	1,70
10,8	2,342	39,6	2,04	67,2	1,88	94,4	1,70
11,4	2,342	40,2	2,04	67,8	1,87	95	1,69
12	2,325	40,8	2,04	68,4	1,87	95,6	1,69
12,6	2,325	41,4	2,04	69	1,87	96.2	1,69
13,2	2,325	42	2,04	69,6	1,87	96,8	7,69
13,8	2,325	42,6	2,02	70,2	1,87	97,4	1,69
14,4	2,325	43,2	2,02	70,8	1,87	98	1,69
15	2,3	43,8	2,02	71,4	1,87	98,6	1,68
15,6	2,273	44,4	2,02	72	1,87	99,2	1,68
16,2	2.273	45	2,02	72,6	1,85	99,8	1,68
16,8	2,222	45,6	2	73,2	1,85	100,4	1,68
17,4	2,222	46,2	2	73,8	1,85	101	1,68
18	2,222	46,8	2	74,4	1,85	101,6	1,66
18,6	2,222	47,4	2	75	1,85	102,2	1,66
19,2	2,222	48	1,98	75,6	1,83	102,8	1,66
19,8	2,222	48,6	1,98	76.2	1,83	103,4	1,66
20,4	2,222	49,2	1,98	76,8	1,83	104	1,66
21	2,222	49,8	1,98	77,4	1,81	104,6	1,66
21,6	2,222	50,4	1,98	78	1,81	105,2	1,65
22,2	2,19	51	1,98	78,6	1,81	105,8	1,65
22,8	2,19	51,6	1,98	79,2	1,80	106,4	1,65
23,4	2,19	52,2	1.98	79,8	1,80	107	1,65
24	2.19	52,8	1,96	80,4	1,80	107,6	1,65
24,6	2,19	53,4	1,96	81	1,78	108,2	1,64
25.2	2,19	54	1,96	81,6	1,78	108,8	1,64
26,4	2,19	54,6	1,96	82,2	1,78	109,4	1,63
27	2,19	55,2	1,96	82,8	1,78	110	1,63
27,6	2,19	55,8	1,96	83,4	1,78		

Le petit tableau suivant présente les résultats d'une autre opération dans laquelle les premières bouteilles ont pu être tirées, sans qu'il y ait déperdition de gaz ; ce qu'il est difficile d'obtenir dans le commencement de l'expérience, quand la pression à l'intérieur est encore très-forte.

QUANTITÉ D'EAU RETIRÉE.	PRESSION A LA SURFACE.	PRESSION CALCULÉE.
litres.		
0,	4,87	»
0,6	4,44	3,92
1,2	4,16	3,67
1,8	3,92	3,41
2,4	3,84	3,37
3	3,77	3,33
3,6	3,63	3,12
4,2	3,57	3,32
4,8	3,47	3.2
5,4	3,45	3,07

La marche de l'opération est extrêmement régulière, comme il est facile de s'en apercevoir à la seule inspection des tableaux précédens ; seulement l'abaissement du manomètre, au moment où la communication avec la bouteille est établie, et l'élévation qui survient ensuite par le gaz qui s'ajoute à l'atmosphère du tonneau, sont des phénomènes beaucoup plus tranchés que dans l'opération ordinaire. La pression diminue par l'augmentation de capacité de la surface ; elle augmente parce que l'air de la bouteille vient faire partie de l'atmosphère du tonneau, et, en outre, parce que l'eau du tonneau abandonne une partie de gaz, en même temps que celle qui tombe dans la bouteille en fournit une nouvelle quantité. Aussi la pression intérieure doit-elle diminuer moins rapidement que dans l'appareil ordinaire et c'est ce qui arrive en effet. Voici des résultats comparatifs qui mettent cette vérité hors de doute. La pression première étant commune, les suivantes sont celles qui ont été obtenues en retirant six litres de liquide entre chacune d'elles.

Opération avec le robinet à conduit simple.	Opération avec le robinet à double conduit.
3,076 atmosphères.	3,076 atmosphères.
2,087	2,469
2,0	2,525
1,90	2,22
1,85	2,19
1,76	2,062
1,69	2,04
1,626	2,02
1,562	1,98
1,492	1,95
1,470	1,92
1,16	1,63

Il résulte encore des données précédentes que le changement de pression qui survient par l'extraction d'une certaine quantité de liquide ne peut jamais être calculé, et qu'il est toujours supérieur à celui que la théorie pourrait faire prévoir, si on ne tenait pas compte des circonstances qui ne peuvent être soumises au calcul, savoir le dégagement d'acide carbonique par l'eau du tonneau et par celle qui tombe dans les bouteilles.

Il arrive constamment que la pression dans l'intérieur de l'appareil, au moment où l'opération se termine est plus forte, quand on s'est servi du robinet à double conduit, que lorsqu'on a opéré avec le robinet ordinaire. Le rapport est un peu variable à chaque expérience; mais il reste constant en ceci que l'on a perdu plus d'acide carbonique par l'ancien mode que par le nouveau. Je me bornerai à mettre en opposition les résultats que j'ai rapportés comparativement pour les deux méthodes. On trouve qu'en se servant du robinet ordinaire 460 litres d'acide carbonique ont été employés, et qu'à la fin de l'opération il en est resté 133 litres, composant l'atmosphère du tonneau; savoir, 115 litres à 1,163 de pression ou 133 litres à la pression ordinaire. Par conséquent, 327 litres se sont écoulés avec 110 litres d'eau ou sensiblement 3 litres de gaz par litre de liquide. Dans l'opération faite avec le robinet à double conduit; l'atmosphère est restée formée de 115 litres à 1,63 de pression ou de 187 litres à la pression ordinaire ; mais sur ces 187 litres, 115 étaient de l'air atmosphérique provenant des bouteilles : il restait donc seulement 72 litres d'acide carbonique. Par conséquent, 388 litres d'acide se sont écoulés avec 110 litres d'eau, ce qui donne une moyenne de trois volumes et demi de gaz par litre d'eau. Si on veut ajouter à ce résultat que l'on perd beaucoup moins de gaz en mettant en bouteille quand on se sert du robinet à double conduit, on s'expliquera facilement les avantages qu'il procure. Au reste, il suffit de comparer les produits des deux opérations pour se convaincre de la supériorité de la nouvelle méthode. J'ai reconnu, par expérience, que pour obtenir pendant tout le cours de l'opération des produits qui soient comparables aux meilleures eaux minérales du commerce, il fallait employer cinq volumes de gaz carbonique.

Qu'il me soit permis de résumer ici l'avantage qui résulte pour la fabrication, de l'emploi du robinet à double conduit. Avec le robinet ancien, les eaux sont peu gazeuses vers la fin de l'opération. La mise en bouteilles est d'une extrême difficulté et demande l'attention la plus soutenue. Si le gaz s'échappe trop librement l'eau n'est pas gazeuse ; si l'opérateur ne lui livre pas un passage assez facile, l'écoulement s'arrête et souvent la bouteille vole en éclats. Uue main très-exercée est indispensable pour le succès de l'opération, et encore elle ne peut jamais répondre suffisamment de la réussite.

Avec le robinet à double conduit, l'eau, à la fin de l'opération est encore suffisamment chargée de gaz. La mise en bouteilles est facile. Il suffit de quelques minutes pour former un ouvrier. La seule précaution qu'il ait à remplir est de presser fortement la bouteille contre le disque de caoutchouc pour intercepter toute communication avec l'extérieur ; et quand on vient à retirer la bouteille pour y mettre le bouchon la perte est peu considérable, parce-que l'eau n'ayant pas été agitée ne perd le gaz qu'avec lenteur et que l'ouvrier a tout le temps de la boucher. Je dois faire remarquer, toutefois, qu'en employant cinq volumes d'acide carbonique, les premières bouteilles qui contiennent 5 litres de gaz bouillonnent vivement quand on les détache du robinet, et qu'il faut quelque dextérité pour les boucher; c'est que ces premières bouteilles contiennent réellement 5 volumes de gaz, quantité qui est trop forte; aussi n'y a-t-il aucun inconvénient à ce qu'il s'en perde une partie. Je rappellerai la recommandation que j'ai faite autre part, de mettre en bouteille le plus rapidement possible; il y aurait certainement avantage, surtout si le tonneau avait une grande capacité, à y faire adapter deux robinets, l'un de chaque côté de l'appareil, de manière à faire mettre en bouteille par deux ouvriers. Les derniers produits y gagneraient sans doute. Que s'il arrivait que, par quelque circonstance l'opération tirat en longueur, il suffirait de l'arrêter quand il resterait encore quelques litres d'eau dans le tonneau.

Il me reste, pour terminer cette notice, à comparer l'appareil à fabrication interrompue avec le système à fabrication continue. On sait que dans ce dernier le récipient est d'une petite capacité, et que l'eau et le gaz y arrivent continuellement. Une forte pression existe continuellement à la surface, et l'on se trouve pendant tout le temps que dure la fabrication dans les mêmes circonstances qui existent au commencement de l'opération dans l'autre système; et avec un ouvrier habile on obtient d'excellens résultats. Ne pouvant, faute d'appareil, soumettre cette fabrication à un examen suivi, j'ai voulu comparer les produits obtenus par l'une et l'autre méthode. Je me suis procuré dans le commerce de l'eau gazeuse, provenant de la fabrique du Gros-Caillou, où l'on fait usage de l'appareil de Bramah, et je les ai soumises à l'analyse. La proportion de gaz y est variable comme on pouvait s'y attendre; mais je ne l'ai jamais trouvée au-dessous de trois volumes. Les résultats ont varié entre trois et quatre volumes, ce qui annonce une très-bonne fabrication. Je me plais à dire, qu'ayant analysé les eaux provenant d'autres établissemens, je ne les ai pas trouvées aussi constamment égales ; ce qui se concevra facilement, puisque la fabrique du Gros-Caillou est la seule à Paris où l'on se serve du système à fabrication continue.

J'ai ensuite analysé les produits obtenus à la pharmacie centrale avec le robinet à double conduit, et ils ont parfaitement soutenu la comparaison. Les bouteilles qui ont été tirées les premières contiennent plus de quatre volumes de gaz; les dernières en contiennent plus de trois. Cette différence est ici une conséquence forcée de l'opération. Elle est trop peu sensible à l'emploi, pour que le consommateur puisse s'en plaindre. Cette inégalité se représente également avec l'appareil à fabrication continue, mais c'est irrégulièremeat et à toutes les époques de la fabrication. La mise en bouteilles est d'une telle difficulté que l'opérateur le plus exercé ne peut jamais répondre du résultat.

Je suis persuadé qu'il résultera de mes recherches, que toutes les fabriques qui font usage de l'appareil à fabrication interrompue le perfectionneront, en adoptant le robinet à double conduit; que toutes les personnes qui ne peuvent prétendre à une énorme consommation adopteront également ce procédé. Il entraîne avec lui moins de frais; car la préparation de gaz, sa dissolution dans l'eau et la mise en bouteilles étant alors trois opérations successives, le même ouvrier peut en être chargé. Les nouveaux établissemens trouveront d'ailleurs un grand avantage dans l'emploi d'une méthode facile, qui réussit dans les mains de tout le monde et qui ne les laisse pas dans la dépendance d'un ouvrier exercé.

En terminant, je dirai quelque chose de la méthode dont je me suis servi pour reconnaître la quantité d'acide carbonique contenue dans l'eau minérale. Elle est facile et expéditive, et elle m'a permis de faire en peu de temps un grand nombre d'analyses. J'ai pris le petit appareil que M. Planche a décrit pour la fabrication des eaux minérales, et qui est connu de tout le monde. J'y ai adapté la pompe et j'ai fixé sur la tubulure supérieure une vessie à robinet. Au tuyau latéral de la pompe, j'ai fixé fortement une vessie par l'une de ses extrémités; l'autre extrémité également ouverte de la vessie étant attachée solidement au goulot d'une bouteille remplie d'eau minérale. J'avais l'attention qu'il ne restât pas d'air dans l'intérieur de la vessie; s'il en était resté, je m'en débarassais facilement ou ouvrant le robinet inférieur de l'appareil et donnant quelques coups de piston. Avant d'engager le col de la bouteille dans la vessie, je coupais le bouchon de manière à pouvoir faire glisser facilement avec le doigt la ficelle qui le retenait. L'appareil étant ainsi disposé et le robinet de la vessie supérieure étant ouvert, avec le pouce je faisais glisser la ficelle du bouchon. Bientôt la pression extérieure faisait sauter le bouchon et le gaz commençait à se dégager. Je l'enlevais à mesure en faisant jouer la pompe; quand le premier jet de gaz était produit, je plongeais la bouteille dans de l'eau chaude que je continuais à chauffer, de manière à la tenir pendant quelque temps à l'ébullition. Quand il ne se formait plus de gaz, j'enlevais tout celui qui pouvait se trouver dans la vessie intermédiaire, et je le faisais passer dans l'intérieur de l'appareil. Alors, fermant le robinet de la vessie supérieure, je l'enlevais et je le vissais sur une cloche montée en cuivre, et qui était plongée dans une solution saturée de sulfate de soude. Établissant une communication entre la vessie et le liquide, je soulevais la cloche et je pressais la vessie en établissant le niveau du liquide à l'intérieur et à l'extérieur. Je notais sur la cloche le point ou le gaz s'était arrêté. Alors je mesurais cette capacité et celle de la bouteille, pour savoir quel volume comparatif d'acide carbonique celle-ci avait contenu.

IMPRIMERIE DE FAIN, RUE RACINE, N° [illegible], PLACE DE L'ODÉON.

www.ingramcontent.com/pod-product-compliance
Ingram Content Group UK Ltd.
Pitfield, Milton Keynes, MK11 3LW, UK
UKHW032034260826
14628UKWH00006B/2945

9 782019 645632